# BEI GRIN MACHT SICH IHR WISSEN BEZAHLT

AF135931

- Wir veröffentlichen Ihre Hausarbeit, Bachelor- und Masterarbeit

- Ihr eigenes eBook und Buch - weltweit in allen wichtigen Shops

- Verdienen Sie an jedem Verkauf

Jetzt bei www.GRIN.com hochladen und kostenlos publizieren

GRIN

**Bibliografische Information der Deutschen Nationalbibliothek:**

Die Deutsche Bibliothek verzeichnet diese Publikation in der Deutschen National-
bibliografie; detaillierte bibliografische Daten sind im Internet über http://dnb.d-
nb.de/ abrufbar.

Dieses Werk sowie alle darin enthaltenen einzelnen Beiträge und Abbildungen
sind urheberrechtlich geschützt. Jede Verwertung, die nicht ausdrücklich vom
Urheberrechtsschutz zugelassen ist, bedarf der vorherigen Zustimmung des Verla-
ges. Das gilt insbesondere für Vervielfältigungen, Bearbeitungen, Übersetzungen,
Mikroverfilmungen, Auswertungen durch Datenbanken und für die Einspeicherung
und Verarbeitung in elektronische Systeme. Alle Rechte, auch die des auszugsweisen
Nachdrucks, der fotomechanischen Wiedergabe (einschließlich Mikrokopie) sowie
der Auswertung durch Datenbanken oder ähnliche Einrichtungen, vorbehalten.

**Impressum:**

Copyright © 2017 GRIN Verlag
Druck und Bindung: Books on Demand GmbH, Norderstedt Germany
ISBN: 9783346166524

**Dieses Buch bei GRIN:**

https://www.grin.com/document/540849

Alexander Penner

# Gerätequalifizierung in der pharmazeutischen Industrie am Beispiel eines Ultratiefkühlschranks

GRIN Verlag

**GRIN - Your knowledge has value**

Der GRIN Verlag publiziert seit 1998 wissenschaftliche Arbeiten von Studenten, Hochschullehrern und anderen Akademikern als eBook und gedrucktes Buch. Die Verlagswebsite www.grin.com ist die ideale Plattform zur Veröffentlichung von Hausarbeiten, Abschlussarbeiten, wissenschaftlichen Aufsätzen, Dissertationen und Fachbüchern.

**Besuchen Sie uns im Internet:**

http://www.grin.com/

http://www.facebook.com/grincom

http://www.twitter.com/grin_com

Fachbereich Wirtschaftswissenschaften

Projektdokumentation

**WIW426 PROJEKTMANAGEMENT I**

**Gerätequalifizierung in der pharmazeutischen Industrie**

**Fallstudie: Qualifizierung eines Ultratiefkühlschranks**

| | |
|---|---|
| Vorgelegt von: | Penner, Alexander |
| Studiengang: | Master Management |
| Tag der Abgabe: | 12.10.2017 |

# Inhalt

Abbildungsverzeichnis......................................................................................III

Abkürzungsverzeichnis ...................................................................................IV

Management Summary .....................................................................................VI

1.  Projektskizze ............................................................................................1

   1.1 Einleitung................................................................................................1

      1.1.1 Begriffsdefinition Qualifizierung und Validierung ...............................1

      1.1.2 Bestandteile der Qualifizierung ·.......................................................1

      1.1.3 Qualifizierungsarten..........................................................................3

      1.1.4 Sonderfälle .......................................................................................3

      1.1.5 Dokumentenmanagement bei der Qualifizierung ..............................4

   1.2 Projektbeschreibung...............................................................................5

2.  Zielentwicklung ..........................................................................................7

3.  Stakeholder, Teammitglieder und Interessen.............................................9

   3.1 Lieferanten ............................................................................................9

   3.2 Kunde.....................................................................................................9

   3.3 Konkurrenz...........................................................................................10

   3.4 Projektteam .........................................................................................10

   3.5 Freigabeinstanzen...............................................................................10

   3.6 Unterstützung ......................................................................................11

   3.7 Restriktoren .........................................................................................11

      3.7.1 Gesetzgeber / Behörden .................................................................11

      3.7.2 Interne Restriktoren ........................................................................11

4.  Reihenfolgeplanung, Abhängigkeiten.......................................................13

   4.1 Projektinitiierung..................................................................................14

   4.2 Designqualifizierung (DQ) ...................................................................14

   4.3 Anschaffung ........................................................................................15

   4.4 Installations- und Funktionsqualifizierung (IQ und OQ)........................15

   4.5 Leistungsqualifizierung (PQ) ...............................................................16

5.  Terminplanung, Meilensteine, Ressourcen ..............................................17

6.  Berichte und Auswertungen .....................................................................21

7.  Persönliche Lessons-Learned ..................................................................22

Literaturverzeichnis .......................................................................................23

# Abbildungsverzeichnis

Abbildung 1: Zu qualifizierendes Gerät (Binder, UFV700-230V-R).          6

Abbildung 2: Gesamtprojektplan der Qualifizierung – Teil 1.          19

Abbildung 3: Gesamtprojektplan der Qualifizierung – Teil 2.          20

# Abkürzungsverzeichnis

| | |
|---|---|
| bzw. | beziehungsweise |
| CAPA | Vorbeugungsmanagement (Corrective and Preventive Actions) |
| CC | Änderungsmanagement (Change Control) |
| d. h. | das heißt |
| DM | Abweichungsmanagement (Deviation Management |
| DOM | Daily Operation Meeting |
| DQ | Designqualifizierung (Design Qualification) |
| EQ | Erstqualifizierung (Elementary Qualification) |
| EMA | EU-Arzneimittelzulassungsbehörde (European Medicines Agency) |
| FS | Pflichtenheft (Functional Specification) |
| FAT | Werksabnahme (Factory Acceptance Testing) |
| FDA | US-Amerikanische Arzneimittelzulassungsbehörde (Food and Drug Administration) |
| FTE | Vollzeitäquivalent (Full Time Equivalent; beim vorliegenden Projekt: 37,5 h/Arbeitswoche bzw. 7,5 h/Tag) |
| GMP | Gute Herstellerpraxis (Good Manufacturing Practice) |
| h | Stunde(n) (hour(s)) |
| HLRA | High Level Risk Assessment |
| incl. | inclusive |
| IQ | Installationsqualifizierung (Installation Qualification) |
| MS | Meilenstein (Milestone) |
| OD | Anschaffungsentscheid (Order Decision) |
| OQ | Funktionsqualifizierung (Operational Qualification) |
| PMDA | Japanische Arzneimittelzulassungsbehörde (Pharmaceuticals and Medical Devices Agency) |
| PQ | Leistungsqualifizierung (Performance Qualification) |
| QA | Qualitätssicherung (Quality Assurance) |

| | |
|---|---|
| QC | pharmazeutische Qualitätskontrolle (Quality Control) |
| QMP | Qualifizierungsmasterplan (Qualification Master Plan) |
| QMS | Qualitätsmanagementsystem |
| RQ | Requalifizierung |
| SAT | Kundenabnahme (Site Acceptance Testing) |
| SOP | Standardarbeitsanweisung (Standard Operation Procedure) |
| TQ | Abschlussqualifizierung (Terminal Qualification) |
| u. A. | unter Anderem |
| URS | Lastenheft (User Requirement Specification) |
| usw. | und so weiter |
| uvm. | und vieles mehr |
| z. B. | zum Beispiel |

## Management Summary

Im vorliegenden Dokument wird die Qualifizierung eines Ultratiefkühlschranks für die mikrobiologische Abteilung eines pharmazeutischen Großkonzerns thematisiert. Ausgehend von einer ausführlichen Einleitung zur Thematik der Qualifizierung von Anlagen und Geräten im GMP-regulierten pharmazeutischen und medizintechnischen Umfeld wird das vorliegende Projekt genauer eingegrenzt und mit definierten Zielen konkretisiert. Dabei ist das erfolgreiche Gelingen der Qualifikation zu einem bestimmten Termin hin (spätestens bis zum 31.03.2018) für das Unternehmen essentiell, da der außerordentliche Ausfall eines weiteren Gerätes die Kapazitäten enorm eingeschränkt hat und wichtige Unternehmensziele in Gefahr bringt.

Die Komplexität des Projektes beruht besonders auch auf dem Mix der beteiligten externen und internen Interessensvertreter und ihrer Motivationen am Projekterfolg, welche in der Arbeit vollständig beschrieben werden. Dabei finden die meisten Interaktionen des Projektteams mit unternehmenseigenen Instanzen im Zuge des Dokumentenmanagements statt.

Der Umfang der Tätigkeiten, ihre Abhängigkeiten, Reihenfolge, Dauer, Terminierung und die dazu benötigten Ressourcen werden in einem detaillierten Projektplan definiert und der kritische Pfad sowie daraus folgend die geplante Gesamtdauer des Projekts abgeleitet.

Aktuell liegt der Projektverlauf voll im Soll. Trotz einer kleinen zeitlichen Einbuße ist der gegenwärtige Projektstand dem Plan voraus und steht unmittelbar vor dem Erreichen des zweiten Meilensteins von sechs. Auch deutet nichts auf Komplikationen im weiteren Projektverlauf hin zumal die Terminierung sehr konservativ angesetzt wurde und nun sogar ein zeitlicher Puffer erarbeitet werden konnte.

# 1. Projektskizze

## 1.1 Einleitung

### 1.1.1 Begriffsdefinition Qualifizierung und Validierung

Die „Gute Herstellerpraxis" (Good Manufacturing Practice – GMP) ist eine Sammlung von Richtlinien der Qualitätssicherung (Quality Assurance, QA) und wesentlicher Bestandteil der Qualitätsmanagementsystems (QMS) bei der Herstellung von Produkten, die direkten Einfluss auf die Gesundheit von Verbrauchern haben. In GMP-regulierten Industrien wie Pharma oder Medizintechnik existieren behördliche Anforderungen an einen dokumentierten Nachweis der Eignung von Prozessen und Methoden sowie Anlagen und Geräten für den jeweils vorgese-henen Zweck. Dabei sollen über einen risikobasierten Ansatz jegliche Bedenken hinsichtlich der Qualität an das finale Produkt ausgeräumt und so das Patientenwohl kompromisslos si-chergestellt werden. Diese Nachweise haben verpflichtend vollumfänglich initial vor der Inbe-triebnahme sowie im kleineren Umfang periodisch zu erfolgen.

Hierbei dient die Validierung dem dokumentierten Eignungsbeweis von Prozessen (z. B. Her-stellung, Reinigung) und analytischen Methoden anhand reproduzierbarer Einhaltungen zuvor spezifizierter Anforderungen (Akzeptanzkriterien) im praktischen Einsatz. Dem entgegen ver-folgt die Qualifizierung (Geräte- oder Anlagenqualifizierung) das Ziel der Überprüfung und des dokumentierten Beweises der Eignung von Geräten und Anlagen für die vorgesehene Auf-gabe. Sollten für einen zu validierenden Prozess bzw. eine zu validierende Methode bestimmte Gerätschaften vonnöten sein, geht der Validierung zumeist die entsprechende Geräte- oder Anlagenqualifizierung voraus.

### 1.1.2 Bestandteile der Qualifizierung [1,2]

### 1.1.2.1 Designqualifizierung (DQ)

Der erste Schritt der Qualifizierung findet vor der eigentlichen Anschaffung des Gerätes bzw. Anlage statt. Bei der Designqualifizierung (DQ) werden die Anforderungen an das betreffende Gerät oder Anlage definiert. Dabei werden im Grunde das Lastenheft des Auftraggebers dem Pflichtenheft des Lieferanten gegenübergestellt und abgeglichen.

Der Auftraggeber beschreibt im Lastenheft (User Requirement Specification, URS) möglichst präzise die Gesamtheit der Forderungen, welche an das gewünschte Gerät bzw. Anlage ge-stellt werden. Der Lieferant beschreibt im Pflichtenheft (Functional Specification, FS) konkret, wie er die in der URS beschriebenen Anforderungen des Auftraggebers zu lösen gedenkt und inwieweit damit alle Forderungen abgedeckt werden können. In der DQ liefern die beiden genannten Dokumente die Grundlage der endgültigen Definition aller Anforderungen an die Gerätschaft, zu deren Vollständigkeit sich der Auftraggeber und deren Erfüllung der Lieferant verpflichten. Die erfolgte DQ ist gleichbedeutend mit dem Design Freeze, einem Zustand der final festgelegten Parameter, die die Grundlage sämtlicher folgender Phasen im Rahmen der Qualifizierung darstellt. Anschließend wird für beide Seiten verpflichtende Bestellung ausgelöst.

### 1.1.2.2 Installationsqualifizierung (IQ)

Nach Auslieferung wird der nächste Schritt der Qualifizierung durchgeführt. Bei der Installationsqualifizierung (Installation Qualification – IQ) wird einmalig bei Lieferung und Inbetriebnahme des Gerätes bzw. der Anlage in dokumentierter Weise sichergestellt, dass es den Anforderungen des Nutzers entsprechend und damit spezifikationsgemäß aufgebaut wurde. Praktische Bestandteile dieser Qualifizierungsphase sind z. B.:

- Abgleich des Lieferungsinventars mit der Bestellung
- Überprüfung der Begleitdokumentation auf Vollständigkeit
- Korrekter Aufbau gemäß Dokumentation

### 1.1.2.3 Funktionsqualifizierung (OQ)

Nach erfolgreicher IQ wird mit dem nächsten Schritt der Qualifizierung fortgefahren. Die Funktionsqualifizierung (Operational Qualification – OQ) hat dabei das Ziel, die korrekte Funktionsweise der einzelnen Bestandteile eines Gerätes bzw. einer Anlage sowie die grundlegende Funktionalität des Gesamtsystems abzuprüfen und dies zu dokumentieren. Zu den einzelnen Prüfpunkten im Rahmen der OQ zählen beispielsweise:

- Ein-, Aus-, Hinzu- und Wegschalten einzelner Komponenten
- Prüfung der Grundfunktionen einzelner Komponenten
- Überprüfung der Funktion und Wirksamkeit von Sicherheitseinrichtungen (Not-Aus-Taster, Sicherungen, Warnsignale)

### 1.1.2.4 Leistungsqualifizierung (PQ)

War auch die OQ erfolgreich, so kann der letzte Schritt der Qualifizierung angegangen werden. Bei der Leistungsqualifizierung (Performance Qualification – PQ) wird die Funktion des Gesamtsystems überprüft. Dabei werden in der DQ festgelegte Leistungsparameter abgeprüft. Dabei wird der Routinebetrieb unter Verwendung der Standardarbeitsanweisungen (Standard Operation Procedures – SOPs) simuliert und das Gesamtsystem bis an die Grenzen ausgetestet. Zur Sicherstellung der Reproduzierbarkeit wird die PQ oft in mehrere Prüfschritte unterteilt (z. B. PQ1, PQ2 und PQ3), wobei die Wiederholbarkeit der Ergebnisse (besonders der

Leistungsparameter) der einzelnen Schritte ein wesentliches Kriterium für den Erfolg der gesamten PQ darstellt. Zu den einzelnen Bestandteilen der PQ können beispielsweise folgende Durchführungen gehören:

- Dauerbetrieb an der festgelegten Leistungsgrenze
- Herstellung eines großen Volumens des Produktes
- Überprüfung der spezifikationskonformen Produktqualität

### 1.1.3 Qualifizierungsarten

Neben den einzelnen Phasen einer Qualifizierung kann auch zwischen deren Art unterschieden werden. Dabei ist bei der Erstqualifizierung (Elemantary Qualification, EQ) der vollumfängliche Erfolg aller Phasen (DQ, IQ, OQ und PQ) zwingend notwendig. Daneben sind eine turnusmäßige und eine anlassbezogene Requalifizierung (RQ) erforderlich. Bei der turnusmäßigen Requalifizierung ist lediglich eine „abgespeckte" PQ (auf jeden Fall ein PQ-Prüfschritt wie z. B. PQ1) vorgeschrieben, sofern seit der letzten Qualifizierung nichts verändert wurde. Oftmals werden bei kritischen Geräten und Anlagen aber auch die OQ und/oder die vollständige PQ durchgeführt. Hinsichtlich des Umfangs einer anlassbezogenen RQ ist ein dokumentierter, risikobasierter Ansatz zu wählen. Zuletzt steht am Ende des Lebenszyklus eines Gerätes bzw. einer Anlage eine Abschlussqualifizierung (Terminal Qualification, TQ) an, die dem Umfang der zugehörigen RQ anzugleichen ist und den qualifizierten Zustand der Anlage zwischen der letzten RQ (oder der initialen EQ) und der Stilllegung sicherstellen soll.

### 1.1.4 Sonderfälle

Neben der beschriebenen Standardvorgehensweise bei Qualifizierungen kann es in gewissen Fällen zu einem abweichenden Prozedere kommen.

### 1.1.4.1 Änderungen

Die GMP-Regularien schreiben auch zwingend ein Abweichungs- und Änderungsmanagementsystem für Betriebe in deren Wirkungskreisen vor. Sollten Abweichungen oder Änderungen auftreten, muss deren Kritikalität hinsichtlich des Risikos bewertet werden. Bei Abweichungen müssen Maßnahmen eingeleitet werden, um die akuten Folgen einzudämmen, künftige analoge Abweichungen auszuschließen sowie langfristig das Risiko einzudämmen. Damit können auch Änderungen an Geräten und Anlagen verbunden sein. Sofern dort kritische Eingriffe vorgenommen werden, verfällt der Qualifizierungsstand. In einem solchen Fall darf das Gerät bzw. die Anlage nicht weiter unter GMP-Bedingungen betrieben werden. Um den qualifizierten Zustand wiederherzustellen, muss das Equipment wieder neu qualifiziert werden, beginnend mit der IQ über die OQ bis hin zur PQ. Die DQ erfolgt ja initial und einmalig über den gesamten Lebenszyklus hinweg und wird daher weder wiederholt noch verändert.

### 1.1.4.2 Sonderanfertigungen

Das beschriebene Standardvorgehen bezieht sich im Wesentlichen auf seriengefertigtes Equipment. Dabei handelt es sich um Anlagen bzw. Geräte, die bei mehreren Anbietern in unterschiedlichen Ausführungen zu erhalten sind. Abweichend und vom Umfang her deutlich umfangreicher muss dagegen bei Sonderanfertigungen, -maschinen, - geräten und – anlagen vorgegangen werden. Dabei wird nach erfolgter DQ das entsprechende Equipment beim Lieferanten aufgebaut und im Zuge einer Werksabnahme (Factory Acceptance Testing – FAT) nach Vorgabe des Kunden und in dessen Beisein der IQ, OQ und PQ unterzogen. Bei Abweichungen in einer der Phasen kann noch konstruktiv eingegriffen werden. Nach erfolgter FAT wird das entsprechende Equipment zum Kunden transportiert und dort am Ort des künftigen Gebrauchs aufgebaut. Anschließend erfolgt dort die Kundenabnahme (Site Acceptance Testing – SAT), die eine erneute Durchführung der einzelnen Qualifizierungsphasen, von der IQ über die OQ bis hin zur PQ, beinhaltet. Ist auch die SAT erfolgreich absolviert, gilt das Gerät bzw. die Anlage als qualifiziert und kann der entsprechend designierten Nutzung zugeführt werden.

### 1.1.5 Dokumentenmanagement bei der Qualifizierung

Auch seitens des Dokumentenwesens gibt es in GMP-regulierten Industrien behördliche Vorgaben. Getreu dem Motto „Was nicht dokumentiert ist, ist auch nicht passiert" müssen sämtliche Schritte der Qualifizierung lückenlos dokumentiert werden. Die Rahmenbedingungen und ganz allgemeine Inhalte eine Qualifizierung betreffend sowie die dahinterstehenden Dokumente und das Freigabe- und Genehmigungsprozedere müssen im unternehmens-, bereichs- oder abteilungsspezifischen Qualifizierungsmasterplan (QMP) vorgeschrieben sein. Als Mindestmaß sind allerdings folgende Dokumente für jede einzelne Phase der Qualifizierung (DQ, IQ, OQ und PQ) vorgeschrieben:

- Qualifizierungsplan: fungiert als Vorgabedokument und beschreibt detailliert das vorgesehene Vorgehen sowie die Akzeptanzkriterien jeder einzelnen Qualifizierungsphase
- Qualifizierungsprotokoll: dient zur durchführungsbegleitenden Dokumentation, wird als Anhang zum Qualifizierungsplan erstellt und während der jeweiligen praktischen Durchführung zeitgleich ausgefüllt; es enthält alle Prüfungsschritte mitsamt der Akzeptanzkriterien und ist zumeist wie eine Checkliste aufgebaut; nach Abschluss der praktischen Durchführung dient es als Grundlage für die Erstellung des Berichtes, zu dessen Anhang das freigegebene ausgefüllte Protokoll dann wird; darf bei der DQ weg gelassen werden, für IQ, OQ und PQ jedoch zwingend vorgeschrieben

- Qualifizierungsbericht (QB): fungiert als Nachweisdokument und beschreibt detailliert das tatsächliche Vorgehen, eventuell aufgetretene Abweichungen sowie die Ergebnisse und Rückschlüsse

Der Ablauf sieht immer vor, dass jedes Dokument nach der Erstellung von mindestens einer weiteren sachkundigen Person inhaltlich und formal überprüft (Review) und anschließend von einem designierten Qualitätsmitarbeiter freigegeben wird (Approval). Zudem muss die gesamte Dokumentation für mindestens 2 Jahre nach Ablauf des Nutzungszyklus archiviert werden.

Außerdem schreiben die GMP-Regularien rund um die Qualifizierung vor, dass ein beschriebenes Änderungs- (Change Control – CC), Abweichungs- (Deviation Management – DM) und Vorbeugungsmanagement (Corrective and Preventive Actions – CAPA) existieren und benutzt werden muss.

## 1.2 Projektbeschreibung

Die mikrobiologische Abteilung stellt neben der chemischen Analytik den zweiten Bestandteil der Qualitätskontrolle eines pharmazeutischen Unternehmens dar. Sie hat die Aufgabe, Arzneimittel auf ihre mikrobiologische Belastung hin zu überprüfen und sicherzugehen, dass kein Produkt an Patienten ausgeliefert wird, das pyrogen (fiebererzeugend aufgrund von Mikroorganismen oder Teilen davon) belastet ist. Aufgrund der dort angewandten analytischen Methoden besteht in solchen Abteilungen ein großes Inventar temperaturregelnder Geräte, welche nach der jeweiligen Nutzung klassifiziert werden:

- Aufbewahrung: Lagerräume (10 – 25 °C), Kühlschränke und -räume (2 – 8 °C), Tiefkühlschränke und -räume (-40 – -20 °C), Ultratiefkühlschränke (-90 – -70 °C)
- Inkubation Lagerräume (20 – 30 °C), (Schüttel-)Brutschränke (20 – 60 °C), Wasserbäder (30 – 70 °C)
- Vernichtung und Abtötung: Sterilisatoren (Heißluft bei 220 °C), Autoklaven (Dampf oder Heißluft bei 120 °C und großem Überdruck)

Diese Geräte weisen eine begrenzte Lebensdauer auf (zumeist etwa 10 Jahre). Die häufige Nutzung bei strengen Anforderungen macht es notwendig, solche Geräte noch vor dem technischen Ableben auszutauschen. Daher kommt es in der mikrobiologischen Abteilung zu häufigen Anschaffungen temperaturregelnder Geräte, welche jedoch nicht wie im privaten Gebrauch oder in weniger regulierten Industrien einfach in Betrieb genommen werden können, sondern den GMP-Regularien gerecht werden müssen, indem sie die aufwändige Qualifizierung durchlaufen.

In dieser Arbeit wird die Qualifizierung eines Ultratiefkühlschrankes für die mikrobiologische Proben- und Musterlagerung eines pharmazeutischen Konzerns gemäß den Vorgaben seitens GMP als auch unter Beachtung unternehmensinterner Vorgaben beschrieben. Dies ist eines der aktuell laufenden Projekte, bei denen ich die Rolle des Projektleiters innehabe.

Aufgrund der Aktualität, der Betroffenheit und dem Wunsch, den Aufwand in der Pharmaindustrie zu demonstrieren, wurde diese Thematik als Inhalt der vorliegenden Arbeit gewählt.

Zum Zeitpunkt der Erstellung dieser Arbeit befindet sich das Projekt kurz vor Abschluss der Phase der DQ und ist damit zeitlich dem Plan voraus. Die Dringlichkeit eines erfolgreichen Projektabschlusses ergibt sich aus dem Ausfall eines in Einsatz befindlichen Ultratiefkühlschranks, wofür das zu qualifizierende Gerät als Redundanz und langfristiger Ersatz angedacht war. Aktuell sind die Lagerkapazitäten für Muster und Proben bis zum Limit ausgereizt, so dass es eines weiteren Gerätes im qualifizierten Zustand bedarf, um die anvisierte Produktionssteigerung zum zweiten Quartal des Jahres 2018 realisieren zu können.

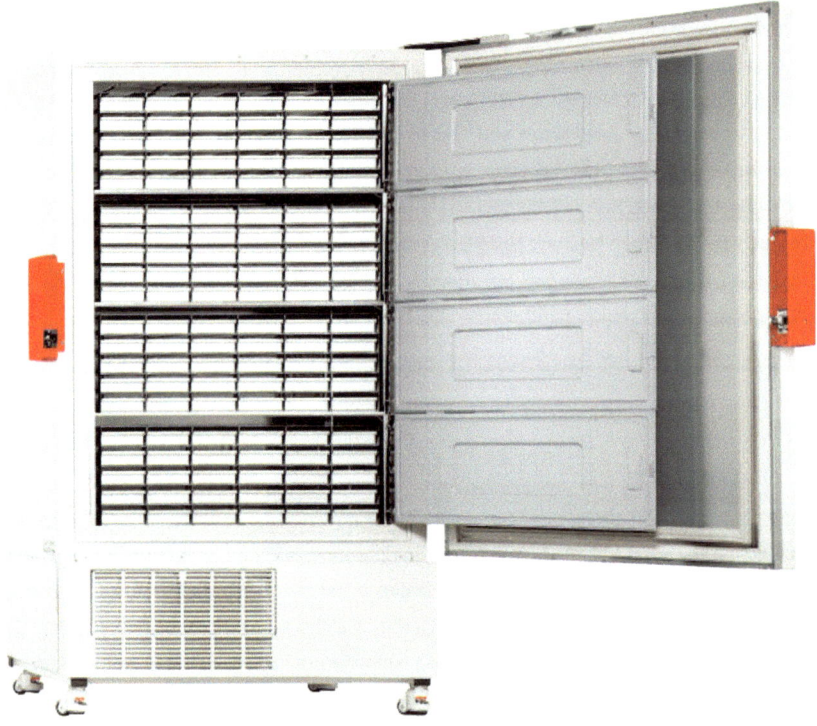

*Abbildung 1: Zu qualifizierendes Gerät (Binder, UFV700-230V-R).*

## 2. Zielentwicklung

Zur eindeutigen Formulierung der Ziele des Projekts wird so weit wie möglich die SMART-Methode angewandt. Dabei ist dies das Akronym für die inhaltlich zu beachtenden Kriterien bei der Zielsetzung. Um dies zu erreichen, müssen Ziele folgende Kriterien abgedeckt haben:

- Spezifisch (**S**pecific): eindeutig und präzise definiert
- Messbar (**M**easurable): messbare / numerisch greifbare Ergebnisse
- Zuweisbar (**A**ssignable): einem Verantwortlichen zugehörig
- Realistisch (**R**ealistic): möglich und realisierbar
- Terminiert (**T**imely): mit fixem Zieldatum versehen

Die Spezifität ergibt sich aus der Einschränkung der Gerätschaft und der zu erfüllenden Tätigkeit. Im vorliegenden Fall sind folgende Punkte zu beachten:

- Gerät: Ultratiefkühlschrank der Firma Binder, Modell UFV700-230V-R, Artikel-Nr. 9020-0233, Seriennummer S/N 16-02-700-584-04
- Aktivitäten: Planung, Durchführung und Auswertung der Versuche, Erstellung, Review und Freigabe aller damit im Zusammenhang stehender Dokumente, Abarbeitung eventueller Abweichungen und Korrekturen

Bei einem Projekt dieser Art ist es schwierig, numerisch messbare Ergebnisse zu liefern. Eine Quantifizierung ist allerdings in Form des Arbeitsumfangs anhand zu erledigenden Arbeitspakete möglich. Im Idealfall sind im Umfang dieses Projektes 68 Arbeitspakete, die in 6 Teilaufgaben strukturiert sind, durchzuführen. Sollte es zu Abweichungen oder Korrekturen kommen, würden weitere Arbeitspakete hinzukommen.

Als Projektleiter der Qualifizierung trage ich die Verantwortung für das Gelingen des Gesamtprojekts, auch wenn die Zeit- und Ressourcenplanung bereits durch die Teamleitung (Facilitator) schon vor meiner Beteiligung durchgeführt und fixiert wurde. Die einzelnen Arbeitspakete sind so gestaltet, dass diese weiteren Teammitgliedern zugewiesen werden können.

Das Service-Team der Abteilung Mikrobiologie hat mit Qualifizierungen dieser Art bereits sehr viel Erfahrung. Insbesondere Geräte dieses Herstellers sind in der Vergangenheit mehrfach erfolgreich qualifiziert worden (wenn auch andere Gerätearten), so dass die Zielerfüllung und somit ein erfolgreicher Ausgang des Projektes als sehr realistisch angesehen werden kann. Zudem ist ein zeitlicher Puffer vorgesehen, um die Zielerfüllung abzusichern.

Die zeitliche Perspektive des Projektes ergibt sich aus der notwendigen Verfügbarkeit des Ultratiefkühlschranks bis spätestens zum Beginn des zweiten Quartals des Jahres 2018, ein neben anderen Faktoren einen kritischen Engpass (Bottleneck) bei der geplanten Kapazitäts-steigerung zum 01.04.2018 darstellen. Daher ist als spätester Zeitpunkt der Fertigstellung der Qualifizierung der 31.03.2018 vorgegeben. Die Projektplanung sieht aktuell allerdings eine Projekterfüllung zum 28.02.2018 vor, so dass noch ein Monat als Puffer für eventuell auftre-tende Abweichungen und Unwägbarkeiten eingeplant ist.

Ein Katalog an notwendigen Dokumenten sowie abteilungsinterne Vorschriften zum allgemei-nen Vorgehen bei einer Qualifizierung geben den Rahmen der Aktivitäten vor, so dass der Umfang an Aufgaben gut abgeschätzt werden kann und ein grundsätzliches Brainstorming unnötig macht. Im Verlauf des Projektes können aber durchaus jederzeit zusätzliche Aufgaben hinzukommen und das bestehende Spektrum erweitern.

## 3. Stakeholder, Teammitglieder und Interessen

An einem erfolgreichen Ausgang des Projektes haben mehrere Parteien großes Interesse. Hier werden die wichtigsten von ihnen genannt sowie deren Interessen vorgestellt.

### 3.1 Lieferanten

Firma Binder, der Hersteller des Ultratiefkühlschranks, erhofft sich durch eine erfolgreiche und möglichst reibungslose Qualifizierung eine Steigerung des Vertrauens in dessen Know-How und somit den künftigen Absatz weiterer Geräte. Zudem bietet der Hersteller auch einen Wartungsservice für das Gerät an, welcher bei einer erfolgreichen Qualifizierung in Anspruch genommen werden würde und somit neben dem reinen Gerätevertrieb für weitere Einnahmen sorgen würde.

Neben dem Gerätehersteller würde die erfolgreiche Gerätequalifizierung auch für die Lieferanten von analytischen Laborutensilien Vorteile bereithalten. Besonders Verkäufer von speziellen Probengefäßen, Auxiliarutensilien (z. B. Probenständer, Greifer, usw.) sowie Lösungen und Chemikalien würden ebenfalls profitieren.

### 3.2 Kunde

Als Kunde fungiert in diesem Projekt der künftige Eigentümer des Gerätes, welcher in dieser Hinsicht als Shareholder betrachtet werden kann. Hierbei geht es um die Betreibergruppe der Abteilung Mikrobiologie, Team Monitoring. Dieses hat das vorrangigste Interesse an einem erfolgreichen Ausgang der Qualifizierung. Neben den Anschaffungskosten für das Gerät selbst trägt diese Gruppe auch die Kosten für Qualifizierungstätigkeiten des Projektteams, welche intern verrechnet werden. Zudem prüft ein Designierter des Teams die damit im Zusammenhang stehenden Dokumente und macht gewisse Vorgaben, welche den Rahmen der Qualifizierung abstecken (z. B. Definition der Maximalbeladung).

Als übergeordnete Kunden ist die Abteilungsleitung anzusehen. Diese stellt die anfallenden Kosten den durch die Kapazitätssteigerung bedingt gestiegenen Erträgen gegenüber, welche überhaupt erst zum Tragen kommen, wenn das Gerät auch regelkonform, also qualifiziert genutzt werden darf. Die Abteilung Mikrobiologie ist allerdings an sich auch ein interner Dienstleister, welcher für die Produktionsabteilung Auftragsanalysen vornimmt. Somit kann auch sowohl die Abteilungsleitung der Produktion als auch die übergeordnete Werksleitung als weiterführender Kunde angesehen werden, welche ebenfalls ein großes Interesse an einer erfolgreichen Qualifizierung haben, da dadurch mehrere Chargen produktionsnah kontrolliert und freigegeben werden können und sich dadurch der Ausstand nicht freigegebener Produkte und somit „totes" Kapital, reduziert werden. Auch der lagerungsbedingte Verfall der teils sensiblen und limitiert haltbaren Produkte kann reduziert und somit die Abschreibungen verringert werden.

## 3.3 Konkurrenz

Traditionell gesehen haben Konkurrenten eher wenig Interesse am Erfolg des Kontrahenten. Allerdings fungieren in der Pharma-Branche die meisten Unternehmen wechselseitig als Auftragsfertiger und -dienstleister. Dies hat vielfältige Gründe. Insbesondere sind hierbei aber die Konzentration auf Kernkompetenzen sowie Kosten-Nutzen-Kalkulationen maßgeblich ausschlaggebend. Daher ist es für die betreffenden Kontrahenten (wohl gemerkt, nicht für alle) von großem Interesse, dass ihr Auftragsfertiger über ausreichende qualifizierte Kapazitäten für wechselnde Bedarfe verfügt. Zudem können oder wollen viele der insbesondere kleineren Konkurrenten keine eigene Mikrobiologieabteilung unterhalten, da diese oft erst ab einer bestimmten Auslastung rentabel ist. Daher nutzen zahlreiche Unternehmen die Mikrobiologieabteilung des Wettbewerbers als Dienstleister zur Freigabeanalytik und haben daher auch einen Nutzen von größeren Kapazitäten, um die jeweiligen Analysen in wechselhaftem Umfang auch zeitnah erstellen lassen zu können, und somit auch ein großes Interesse an einer erfolgreichen Qualifizierung.

## 3.4 Projektteam

Aufgrund des großen Geräteinventars unterhält die Abteilung Mikrobiologie das Team Services – einen eigenen internen Servicedienstleister, der im Wesentlichen für die Qualifizierungen (EQ, RQ und TQ) der abteilungseigenen Geräte zuständig ist. Dieses stellt für die einzelnen Projekte jeweils ein Projektteam ab, welches je nach Umfang der Tätigkeiten personell bestückt ist. Im vorliegenden Fall besteht das Projektteam aus zwei Personen. Neben dem Projektleiter, der im Wesentlichen für die Erstellung der Vorgabedokumente, die Koordinierung und Controlling aller Aktivitäten, Terminüberwachung, Prüfung der versuchsbegleitenden Dokumentation und Erstellung der Nachweisdokumente zuständig ist, kümmert sich ein weiterer Mitarbeiter (Lab Specialist) um die praktische Versuchsdurchführung und die versuchsbegleitende Dokumentation.

## 3.5 Freigabeinstanzen

Das Freigabeprozedere für Dokumente der Qualifizierung sieht nach der Erstellung eine Prüfung durch den Kunden vor, bevor es vom Leiter des Team Services (Facilitator) und letztinstanzlich durch einen Vertreter der Qualitäts-Abteilung (QA Compliance) freigegeben wird. Ihr Augenmerk liegt insbesondere auf der Prüfung der vollumfänglichen Erfüllung regulatorischer Vorgaben.

## 3.6 Unterstützung

Der unternehmensinterne technische Support ist für die technische Betreuung aller Geräte und Anlagen nach der Qualifizierung zuständig. Daher hat diese Abteilung großes Interesse an einer umfänglichen und reibungslosen Qualifizierung, da dadurch die technische Belastbarkeit bis an die Grenzen ausgetestet und somit die Wahrscheinlichkeit für technische Störungen reduziert wird.

## 3.7 Restriktoren

### 3.7.1 Gesetzgeber / Behörden

Die regulatorischen Grundlagen, zu denen auch die der Validierung und Qualifizierung zählen, werden durch die jeweiligen Zulassungsbehörden, in denen die Arzneimittel und Medizinprodukte vertrieben werden, vorgegeben. Auch sind diese Behörden für die Überwachung der Einhaltung dieser Regularien verantwortlich, was durch regelmäßige und anlassbezogene Audits realisiert wird. Hierbei werden insbesondere neben Chargendokumentationen auch die Validierungs- sowie Qualifizierungsunterlagen einer genauen Überprüfung unterzogen. Ihr Interesse liegt insbesondere darin, dass die Vorgaben vollumfänglich eingehalten und ordentlich dokumentiert wurden.

Zu den kommerziell wichtigsten Zulassungsbehörden zählen folgende:

- EU: EMA (European Medicines Agency)
- USA: FDA (Food and Drug Administration)
- Schweiz: Swissmedic
- Japan: PMDA (Pharmaceuticals and Medical Devices Agency)

Hierbei zählt die FDA als Leitbild. Ihre strengen Vorgaben und Regularien dienen zumeist als Maßstab, dem die meisten anderen Behörden folgen. Daher gilt es immer in erster Linie, den FDA-Anforderungen gerecht zu werden, um auch in weiteren Absatzmärkten eine Zulassung zu erwirken.

### 3.7.2 Interne Restriktoren

Weitere Restriktionen bei Qualifizierungen werden unternehmensintern auferlegt. Dabei gibt es wie zuvor erwähnt Vorgaben seitens des Kunden, welche gewisse Rahmenbedingungen festlegt und die Prüfung von Dokumenten vornimmt. Ein weiterer Rahmen für die Qualifizierungstätigkeiten wird von der unternehmensinternen Abteilung für Gesundheit, Sicherheit und Umwelt (HSE: Health, Safety and Environment) vorgegeben. Hierunter fallen Vorschriften an die Arbeitssicherheit sowie an die ökologisch nachhaltige Nutzung von Ressourcen. Deren

Interesse an die Qualifizierung ist vorrangig, dass durch die Tätigkeit die Gesundheit der Beteiligten nicht zu Schaden kommt und die Schutzvorschriften eingehalten werden.

## 4. Reihenfolgeplanung, Abhängigkeiten

Hinsichtlich der Strukturierung des Projekts macht es Sinn, die Gliederung den einzelnen Qualifizierungsphasen (DQ, IQ, OQ und PQ) entsprechend vorzunehmen. Bevor allerdings mit der DQ begonnen werden kann, gehen dem Projekt noch einige Schritte voraus, welche unter der Teilaufgabe „Projektinitiierung" gruppiert werden. Nach der DQ wird mit der Anschaffung des Gerätes fortgefahren, bevor die weiteren Phasen der Qualifizierung angegangen werden. Somit sieht das gesamte Projekt der Qualifizierung eine Aufsplitterung in folgende sechs Teilaufgaben vor:

- Projektinitiierung
- Designqualifizierung (DQ)
- Anschaffung
- Installationsqualifizierung (IQ)
- Funktionsqualifizierung (OQ)
- Leistungsqualifizierung (PQ)

Der Abschluss einer Teilaufgabe setzt den vollständigen Abschluss der vorangegangenen Teilaufgabe voraus. Einige Arbeitspakete daraus sind allerdings von der vorangegangenen Teilaufgabe gänzlich unabhängig und können daher auch schon vor dessen Abschluss begonnen werden. Dies sollte sogar erfolgen, um so viele Tätigkeiten wie möglich parallel auszuführen und den kritischen Projektpfad zu verkürzen. Innerhalb der einzelnen Teilaufgaben sind aber mit wenigen Ausnahmen alle Arbeitspakete von ihrem Vorgänger abhängig und müssen daher sukzessiv erledigt werden. Die einzelnen Arbeitspakete sind im Folgenden den einzelnen Teilaufgaben zugeordnet und werden stichpunktartig erklärt. Zugunsten der Übersicht werden einige Arbeitspakete zusammengefasst aufgelistet (z. B. Erstellung / Review / Freigabe von Dokumenten).

## 4.1 Projektinitiierung

- Bedarfsermittlung (beim Kunden): Anforderungen hinsichtlich Kapazitäten, Ausstattung, Lebensdauer, uvm.

- Marktrecherche: Screening von Lieferanten, Modellen, Ausführungen und Modifikationen

- Abwägung der Notwendigkeit: Gegenüberstellung von Bedarfen und Kosten bzw. Aufwand

- Budgetierung (Kunde): Anschaffungskosten, Transport, Zubehör, Ressourcen zur Qualifizierung, Versicherung, Servicevertrag

- Ausfüllen / Review / Freigabe der „Order Decision (OD)": unternehmenseigenes Dokument, dient als Anschaffungsentscheid

## 4.2 Designqualifizierung (DQ)

- Erstellung / Review / Freigabe DQ-Plan: Vorgabedokument für geplante Aktivitäten rund um DQ

- Erstellung / Review / Freigabe URS: Erstellung durch den Kunden, Review und Freigabe durch Projektteam

- Angebotsanfragen: Kontaktaufnahme mit zuvor ermittelten Lieferanten und Einholung von Offerten gemäß Budget und URS

- Erstellung / Review / Freigabe FS (Lieferanten): Erstellung durch Lieferanten, Review und Freigabe durch Projektteam

- Eingrenzung: Reduzierung auf eine (im DQ-Plan festgelegte) Anzahl an relevanten Angeboten (zumeist nicht mehr als drei)

- Abgleich FS und URS: Gegenüberstellung(en) der Kundenforderungen und der Lieferantenangebote

- Erstellung / Review / Freigabe DQ-Bericht: Nachweisdokument aller Aktivitäten der DQ incl. evtl. aufgetretener Abweichungen; Gegenüberstellung der möglichen Lieferanten und Festlegung auf den endgültigen Lieferanten unter risikobasierter Einbeziehung aller ermittelten Daten und Fakten

## 4.3 Anschaffung

- Bestellung: zuvor in DQ ermitteltes Equipment der Wahl wird verbindlich geordert
- Aufnahme in SAP: Inventarisierung im ERP-System und Anlage aller künftigen repetitiven Tätigkeiten (z. B. Kalibrierung, RQ, Service)
- Ausfüllen / Review / Freigabe „IQ/OQ-Checkliste": unternehmenseigenes Formular zur Abprüfung aller im Vorfeld der IQ und OQ benötigten Unterlagen (z. B. Bedienungsanleitungen) und Gerätschaften (z. B. Messequipment)
- Ausfüllen / Review / Freigabe „High Level Risk Assessment (HLRA)": Unternehmenseigenes Dokument zur Abprüfung, Ermittlung und Festlegung des Tätigkeitsaufwandes im Rahmen der IQ und OQ

## 4.4 Installations- und Funktionsqualifizierung (IQ und OQ)

Auch wenn sich bei diesen beiden Qualifizierungsphasen die tatsächlichen Tätigkeiten unterscheiden, so ist die jeweilige Strukturierung in Arbeitspaketen identisch. Die Aufteilung stellt sich folgendermaßen dar:

- Erstellung / Review / Freigabe IQ- bzw. OQ-Plan: Vorgabedokument für geplante Aktivitäten rund um IQ und OQ (bei OQ: kann parallel zu IQ erstellt und geprüft werden, Freigabe erst nach erfolgreicher IQ)
- Erstellung / Review / Freigabe Protokoll: Checkliste zur versuchsbegleitenden Dokumentation (bei OQ: Erstellung und Prüfung kann vorab erfolgen, Freigabe erst nach erfolgreicher IQ)
- Praktische Durchführung incl. versuchsbegleitender Dokumentation
- Auswertung: entscheidungsorientierte Datenverarbeitung unter Einbeziehung der versuchsbegleitenden Dokumentation und von evtl. Messergebnissen
- Erstellung / Review / Freigabe IQ- bzw. OQ-Bericht: Nachweisdokument aller Aktivitäten, der Ergebnisse und evtl. aufgetretener Abweichungen der IQ und OQ

## 4.5 Leistungsqualifizierung (PQ)

- Testplanung: Abstimmung mit Kunde, welche zur URS zusätzlichen Leistungsparameter abgeprüft werden sollen, zeitliche Planung der Tests und Absprache evtl. weiterer benötigter Ressourcen und Mittel (kann bereits nach der Bestellung erfolgen)

- Erstellung / Review / Freigabe PQ-Plan: Vorgabedokument für geplante Aktivitäten rund um PQ

- Erstellung / Review / Freigabe Protokoll: Checklisten zur versuchsbegleitenden Dokumentation von PQ1, PQ2 und PQ3

- Praktische Durchführung incl. Versuchsbegleitender Dokumentation: wiederholte Leistungsermittlung durch PQ1, PQ2 und PQ3

- Auswertung: entscheidungsorientierte Datenverarbeitung unter Einbeziehung der versuchsbegleitenden Dokumentation und von evtl. Messergebnissen

- Erstellung / Review / Freigabe PQ-Bericht: Nachweisdokument aller Aktivitäten der PQ, der Ergebnisse und evtl. aufgetretener Abweichungen bei PQ1, PQ2 und PQ3

- Erstellung / Review / Freigabe Qualifizierungs-Report: Zusammenführung aller Berichte der einzelnen Qualifizierungsphasen (DQ, IQ, OQ und PQ) incl. evtl. aufgetretener Abweichungen; Freigegebenes Dokument ist Ziel des gesamten Projekts

## 5. Terminplanung, Meilensteine, Ressourcen

Aufgrund der sukzessiven Abfolge der Teilaufgaben (lediglich einige wenige Arbeitspakete können parallel abgearbeitet werden) ist es sinnvoll, die Meilensteine (MS) zum jeweiligen Abschluss jedes der 6 Teilaufgaben (gekennzeichnet durch Freigabe des jeweils letzten Dokuments) zu setzen. Somit lauten die jeweiligen Meilensteine:

- MS 1: Freigabe OD
- MS 2: Freigabe DQ-Bericht
- MS 3: Freigabe HLRA
- MS 4: Freigabe IQ-Bericht
- MS 5: Freigabe OQ-Bericht
- MS 6: Freigabe Qualifizierungs-Report

Aufgrund der kommerziellen Wichtigkeit einer erfolgreichen Qualifizierung für das Unternehmen hin wurde bei der Festlegung der Vorgangsdauern ein konservativer Ansatz gewählt, um den Projekterfolg nicht in Gefahr zu bringen. Entsprechend der Erfahrungen bei früheren Projekten vergleichbarer Art wurden die jeweiligen Zeitbedarfe eines jeden Arbeitspakets großzügiger geplant, als es die Erfahrung im Durchschnitt prognostizierte.

Ohne zu sehr in die Planungen aller Vorgangsdauern einzugehen, seien hier beispielhaft die Dauern der häufigsten Arbeitspakete erwähnt. So wurden zur Erstellung der jeweiligen Pläne und Berichte pauschal 5 FTE-Tage, zur Prüfung weitere 3 FTE-Tage und zur Freigabe 2 FTE-Tage veranschlagt. Da überwiegend standardisierte Vorlagen für Protokolle angewandt wurden und nur wenig angepasst werden mussten, wurde zu deren Bearbeitung jeweils 1 FTE-Tag pro Arbeitspaket (Erstellung, Prüfung und Freigabe) eingeplant. Zu den aufwändigsten Tätigkeiten zählten die Erstellung der URS (10 FTE-Tage) und die praktische Durchführung der PQ incl. versuchsbegleitender Dokumentation (15 FTE-Tage).

Der kritische Pfad des Projektplans bezeichnet die längste Kette von Vorgängen ohne zeitlichen Puffer und entspricht der Mindestprojektdauer. Aufgrund des Mangels an zeitliche Reserven charakterisieren die darin enthaltenen Elemente die größte Gefährdung der Projektdauer. Daher genießen sie im Hinblick auf die Projektplanung die größte Aufmerksamkeit.

Im Fall der vorliegenden Qualifizierung sind mit wenigen Ausnahmen (Erstellung und Review der OQ- und PQ-Pläne, Testplanung PQ) sämtliche Arbeitspakete konsekutiv und bilden daher in ihrer gesamten Verkettung den kritischen Pfad des Projektes.

Die Ressourcenaufstellung gestaltet sich bei der vorliegenden Qualifizierung sehr übersichtlich. Instrumentell kommen hierbei im Rahmen der Durchführung die Messinstrumente (Temperaturlogger mit Auslesestation und Messsoftware E-Val Flex) zum Einsatz. Bei der Personalplanung gilt es, die entscheidenden Projektbeteiligten den jeweiligen Tätigkeiten zur rechten Zeit entsprechend zu disponieren. Dabei sind beispielsweise der Lieferant für die Erstellung der FS, der Kunde für die Prüfung der Dokumente, der Facilitator und QA Compliance für die Freigabe der Dokumente, der Lab Specialist für die praktische Durchführung und der Projektleiter für die Dokumentenerstellung sowie Projektplanung und –controlling zuständig.

Das Projekt nimmt zum gegenwärtigen Zeitpunkt einen guten Verlauf und liegt in seiner zeitlichen Abfolge dem Projektplan voraus. Dabei hat der konservative Planungsansatz vollumfänglich Früchte getragen, so dass bei den meisten Arbeitspaketen eine Einsparung dem Plan gegenüber realisiert werden konnte. Lediglich bei der Erstellung der FS seitens des Lieferanten kam es zu einigen Unkonformitäten, welche auf eine problematische Kommunikation über Unternehmensgrenzen hinweg zurückzuführen ist, so dass mehrere Korrektur-Loops gedreht werden mussten und so eine Verzögerung dem Plan gegenüber um zwei Tage auftrat, was aber durch die zuvor erwähnten Einsparungen mehr als kompensiert werden konnte, so dass der aktuelle Projektverlauf sehr zufriedenstellend ist und das Erreichen des nächsten Meilensteins (MS 2) um über eine Woche vor dem Plantermin in Aussicht stellt.

Eine detaillierte Übersicht über die Zeit-, Kausalitäts- und Ressourcenplanung ist dem Projektplan in der folgenden Abbildung zu entnehmen:

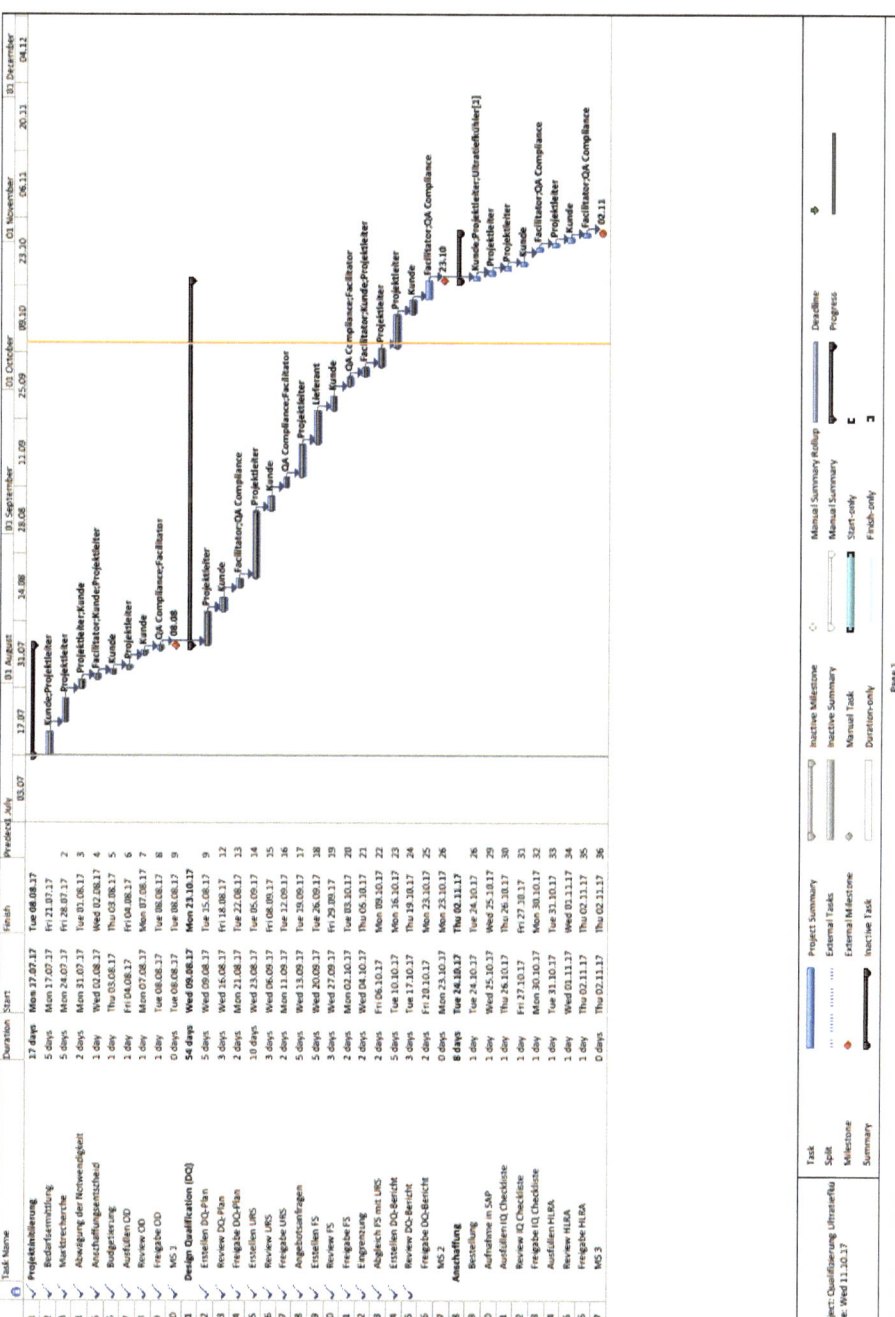

Abbildung 2: Gesamtprojektplan der Qualifizierung – Teil 1.

| ID | Task Name | Duration | Start | Finish | Predec. |
|---|---|---|---|---|---|
| 38 | Installation Qualification (IQ) | 27 days | Fri 03.11.17 | Mon 11.12.17 | |
| 39 | Erstellung IQ Plan | 5 days | Fri 03.11.17 | Thu 09.11.17 | 36 |
| 40 | Review IQ Plan | 3 days | Fri 10.11.17 | Tue 14.11.17 | 39 |
| 41 | Freigabe IQ Plan | 2 days | Wed 15.11.17 | Thu 16.11.17 | 40 |
| 42 | Erstellung IQ Protokoll | 1 day | Fri 17.11.17 | Fri 17.11.17 | 41 |
| 43 | Review IQ Protokoll | 1 day | Mon 20.11.17 | Mon 20.11.17 | 42 |
| 44 | Freigabe IQ Protokoll | 1 day | Tue 21.11.17 | Tue 21.11.17 | 43 |
| 45 | praktische Durchführung incl. versuchsbegl. Doku | 1 day | Wed 22.11.17 | Fri 24.11.17 | 44 |
| 46 | Auswertung | 1 day | Mon 27.11.17 | Mon 27.11.17 | 45 |
| 47 | Erstellung IQ-Bericht | 5 days | Tue 28.11.17 | Mon 04.12.17 | 46 |
| 48 | Review IQ-Bericht | 3 days | Tue 05.12.17 | Thu 07.12.17 | 47 |
| 49 | Freigabe IQ-Bericht | 2 days | Fri 08.12.17 | Mon 11.12.17 | 48 |
| 50 | MS 4 | 0 days | Mon 11.12.17 | Mon 11.12.17 | 49 |
| 51 | Operational Qualification (OQ) | 49 days | Fri 03.11.17 | Wed 10.01.18 | |
| 52 | Erstellung OQ Plan | 5 days | Fri 03.11.17 | Thu 09.11.17 | 36 |
| 53 | Review OQ Plan | 3 days | Fri 10.11.17 | Tue 14.11.17 | 52 |
| 54 | Freigabe OQ Plan | 2 days | Tue 12.12.17 | Wed 13.12.17 | 53;49 |
| 55 | Erstellung OQ Protokoll | 1 day | Thu 14.12.17 | Thu 14.12.17 | 54 |
| 56 | Review OQ Protokoll | 1 day | Fri 15.12.17 | Fri 15.12.17 | 55 |
| 57 | Freigabe OQ Protokoll | 1 day | Mon 18.12.17 | Mon 18.12.17 | 56 |
| 58 | praktische Durchführung incl. versuchsbegl. Doku | 5 days | Tue 19.12.17 | Mon 25.12.17 | 57 |
| 59 | Auswertung | 2 days | Tue 26.12.17 | Wed 27.12.17 | 58 |
| 60 | Erstellung OQ-Bericht | 5 days | Thu 28.12.17 | Wed 03.01.18 | 59 |
| 61 | Review OQ-Bericht | 3 days | Thu 04.01.18 | Mon 08.01.18 | 60 |
| 62 | Freigabe OQ-Bericht | 2 days | Tue 09.01.18 | Wed 10.01.18 | 61 |
| 63 | MS 5 | 0 days | Wed 10.01.18 | Wed 10.01.18 | 62 |
| 64 | Performance Qualification (PQ) | 84 days | Fri 03.11.17 | Wed 28.02.18 | |
| 65 | Testplanung | 3 days | Fri 03.11.17 | Tue 07.11.17 | 36 |
| 66 | Erstellung PQ-Plan | 5 days | Wed 08.11.17 | Tue 14.11.17 | 65 |
| 67 | Review PQ-Plan | 3 days | Wed 15.11.17 | Fri 17.11.17 | 66 |
| 68 | Freigabe PQ-Plan | 2 days | Thu 11.01.18 | Fri 12.01.18 | 67;62 |
| 69 | Erstellung PQ-Protokoll | 1 day | Mon 15.01.18 | Mon 15.01.18 | 68 |
| 70 | Review PQ-Protokoll | 1 day | Tue 16.01.18 | Tue 16.01.18 | 69 |
| 71 | Freigabe PQ-Protokoll | 1 day | Wed 17.01.18 | Wed 17.01.18 | 70 |
| 72 | praktische Durchführung incl. versuchsbegl. Doku | 15 days | Thu 18.01.18 | Wed 07.02.18 | 71 |
| 73 | Auswertung | 2 days | Thu 08.02.18 | Wed 08.02.18 | 72 |
| 74 | Erstellung PQ-Bericht | 5 days | Mon 12.02.18 | Wed 21.02.18 | 73 |
| 75 | Review PQ-Bericht | 3 days | Mon 19.02.18 | Wed 21.02.18 | 74 |
| 76 | Freigabe PQ-Bericht | 2 days | Thu 22.02.18 | Fri 23.02.18 | 75 |
| 77 | Erstellung Qualifizierungs-Report | 1 day | Mon 26.02.18 | Mon 26.02.18 | 76 |
| 78 | Review Qualifizierungs-Report | 1 day | Tue 27.02.18 | Tue 27.02.18 | 77 |
| 79 | Freigabe Qualifizierung-Report | 1 day | Wed 28.02.18 | Wed 28.02.18 | 78 |
| 80 | MS 6 | 0 days | Wed 28.02.18 | Wed 28.02.18 | 79 |

Project: Qualifizierung Ultrafiltau
Date: Wed 11.10.17

Page 1

20

Abbildung 3: Gesamtprojektplan der Qualifizierung – Teil 2.

## 6. Berichte und Auswertungen

Wie schon zuvor erwähnt, befindet sich das Projekt auf einem guten Weg und ist seinem Plan um etwas mehr als eine Woche voraus. Aktuell steht die Erreichung von MS 2 unmittelbar bevor. Aus jetziger Sicht gibt es auch für den weiteren Verlauf der Qualifizierung keinen Anlass, davon auszugehen, dass diese Entwicklung abreißen sollte. Auch die Phase der planmäßigen Beteiligung des Lieferanten, bei der es die bislang einzige Verzögerung gab, ist nun vorüber, womit ein weiterer Stakeholder und somit potentieller Risikofaktor das Projekt verlassen hat.

Die Projektkosten beschränken sich aktuell im Wesentlichen auf die monetären Leistungen an den Lieferanten (Anschaffungskosten an sich und Dienstleistungen für die Erstellung der FS) und die interne Ressourcenauslastung (personell und instrumentell). Auch wenn die Erstellung der FS länger gedauert hat als geplant, so fielen dennoch keine höheren Kosten für die Dienstleistung an, da dies auf das mangelhafte Verhalten des Lieferanten zurückzuführen war und zu dessen Lasten ging. Ferner wurde für die Umstände gar ein Rabatt von 5 % (entspricht 600,00 CHF) bei der Anschaffung zugestanden, so dass die monetären Kosten trotz des (bereits überkompensierten) Verzugs bislang gar geringer ausfallen (bzw. wohl ausfallen werden) als geplant.

Die Ressourcenauslastung ist bislang allerdings mangelhaft. Die Seitens Abteilungsleitung eigens für das Projekt abgestellten instrumentellen (Messequipment) und personellen (Lab Specialist) Ressourcen kamen bislang noch gar nicht zum Einsatz. Für das laufende Projekt ist dies nicht mehr zu ändern, aber künftig können hieraus wertvolle Lehren gezogen werden.

## 7. Persönliche Lessons-Learned

Auch wenn das Qualifizierungsprojekt bislang einen guten Verlauf nimmt und ein rechtzeitiges Gelingen sehr wahrscheinlich erscheint, gibt es dennoch Optimierungspotential im Hinblick auf künftig vergleichbare Projekte.

Zum einen lässt sich die bislang einzige Verzögerung künftig durch eine bessere Planung und Absprache mit dem Lieferanten vermeiden. Ursächlich waren dabei kompetenz- und kommunikationsbasierte Missverständnisse. Uns wurde ein Ansprechpartner genannt, welcher die Aufgaben allerdings an einen Mitarbeiter delegierte. Wie sich jedoch herausstellte, wusste der besagte Kollege nichts davon. Der Kunde wurde erst auf unsere wiederholte Nachfrage hin darauf aufmerksam und startete die Erstellung der FS deutlich verspätet. Somit kam es zu dem besagten Verzug. Auch wenn das Versäumnis nicht dem Projektteam anzulasten ist, so kann ein ähnlicher Fall künftig verhindert bzw. früher gemerkt werden. Hierzu könnte man zuvor ein persönliches Planungsgespräch vereinbaren und die verantwortliche Person in einer Art „Vereinbarungsprotokoll" zur FS verbindlich benennen. Zudem sollte in solchen Fällen ein engmaschiges Controlling durchgeführt werden. Operativ könnte das beispielsweise durch eine tägliche Bestandsaufnahme zum Stand des jeweiligen Arbeitspakets (Daily Operation Meeting, DOM) erfolgen, mit dem Rückstände schnell erfasst und behoben werden können.

Ferner könnten die eingesetzten Ressourcen sinnvoller eingesetzt werden. Die bislang in diesem Projekt beobachtete Situation war zwar für das laufende Projekt nicht nachteilig, aus Sicht des Gesamtunternehmens jedoch könnte die Ressourcennutzung durchaus optimiert werden. Die Dringlichkeit durch den Ausfall eines anderen Gerätes machte zwar einen erfolgreichen Ausgang des Qualifizierungsprojektes notwendig, aber bei weniger dringenden Qualifizierung kann durchaus eine weniger vorsichtige Planung angewandt werden. Auch können die personellen und instrumentellen Ressourcen besser disponiert werden, da diese erst frühestens nach MS 3 zum Einsatz kommen. Der Lab Specialist kommt bei gerademal drei von sechs Teilaufgaben zum Einsatz (IQ, OQ, PQ), während die Messmittel gar lediglich bei der PQ eingesetzt werden.

Zur Vollauslastung des Lab Specialist wären daher Durchführungen zweier zeitlich versetzter Qualifizierungen denkbar (Q2 startet, sobald Q1 MS 3 erreicht hat). Auch ist die grundlegende Anschaffung eigener Messmittel bei einer derart überschaubaren Auslastung berechtigter Weise in Frage zu stellen. Diese ließe sich entweder bei entsprechender Organisation mit den Qualifizierungsteams anderer Abteilungen teilen (aktuell ist jedes Qualifizierungsteam im Besitz eines eigenen Inventars an Messmitteln) oder von externen Quellen temporär in Anspruch nehmen (Leasing), was auch andere Vorteile mit sich bringen würde (z. B. Kalibrierungs- oder Qualifizierungsaufwand für das Messmittel an sich).

# Literaturverzeichnis

[1] **Peither, T. / Rempe, P., Büßing, W. (2010):** GMP-Anlagenqualifizierung in der Pharmaindustrie. Schopfheim, 2010.

[2] **Bundesverband der Arzneimittel-Hersteller e. V. (2006):** Handbuch Qualifizierung und Prozessvalidierung der fiktiven Firma Muster. Bonn 2006.

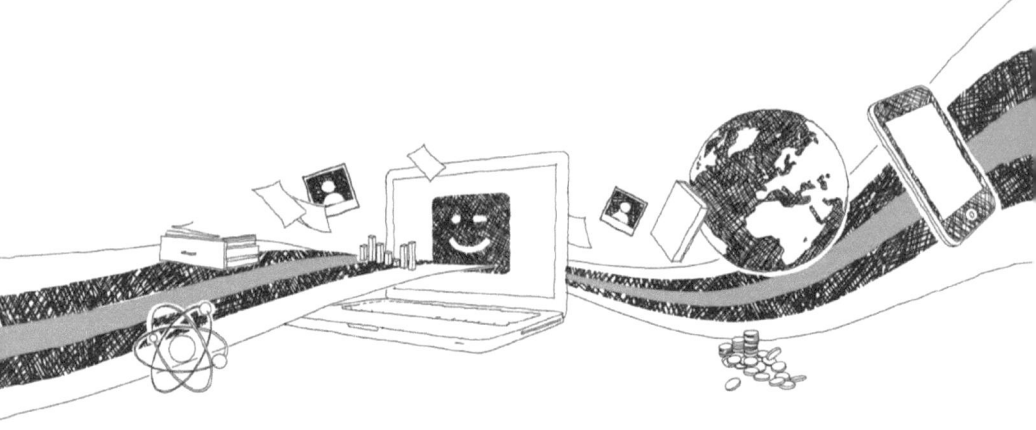
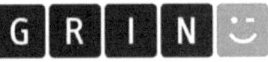